La Dieta

Ricette dietetiche vegane ad alto contenuto proteico per
principianti facili da mangiare

(Deliziose ricette vegane ad alto contenuto proteico)

Pierfrancesco D'Ambrosio

TABELLA DEI CONTENUTI

Introduzione

Questo è un libro pensato esclusivamente per i vegani proprio come te, con l'obiettivo di tonificare e snellire il proprio fisico attraverso il regime alimentare chetogenico per vegani!

fino a qualche decennio fa infatti la dieta chetogenica prevedeva in maniera "irrinunciabile" l'utilizzo di carne rossa e bianca, ma gli studi recenti hanno dimostrato che anche senza mangiare questi alimenti è possibile giungere ad uno stato di chetosi

Ed è proprio per questo che ho appena condensato in questo manuale alcune delle migliori e gustose ricette chetogeniche vegane.

Inoltre, alla fine del libro ho troverai un semplice piano alimentare di 2 25 giorni con pasti specifici per la colazione, il pranzo e la cena cheto vegana

"Basta, da domani cambio vita!"

Detto tante volte, vero, ma raramente siamo rimasti coerenti a questa promessa Una valida idea di cambiamento potrebbe essere introdotta dalla dieta chetogenica vegana

Io, non la definisco una semplice dieta, ma un vero e proprio stile di vita

Capitolo 1: Ma Cos'è La Dieta Chetogenica Vegana?

La definizione che di solito viene associata è quella di un'alimentazione con un netto calo di carboidrati da assumere e con un forte incremento di grassi

Sembra difficile vero?

Ma fidati che non sarà affatto così!
Infatti, come in tutte le cose giuste della vita, all'inizio tutto sembrerà così in salita ma,ma il con il tempo e con la giusta dedizione, diventerà tutto naturale e semplice da seguire

Quindi se vuoi un aiuto, un consiglio su come procedere, questo libro sarà la fonte necessaria al fine di avere successo nel nuovo percorso che hai deciso di intraprendere

Tramite questo volume, apprenderai diverse golose ricette vegane chetogeniche da poter replicare direttamente a casa tua

Imparerai quali alimenti saranno tuoi "amici" e a quali invece dovrai rinunciare

Capitolo 2: Termini Usati Nella Produzione Di Caramelle

Se non conosci la produzione di caramelle, ecco un elenco di termini con cui puoi familiarizzare

il processo di lasciare che l'agar agar assorba l'acqua per 5-2 0 minuti Questo semplice gli consente di dissolversi uniformemente quando viene applicato il calore. La fioritura consente alle caramelle di avere una consistenza morbida

Fase di crack duro:

si riferisce a quando una miscela di zucchero è compresa tra 2 450 a 500 gradi F Nel caso in cui non si disponga di un termometro per caramelle, è possibile utilizzare la tradizionale tecnica del trucco di far cadere una piccola quantità della miscela in acqua fredda Togli le caramelle dall'acqua e prova facilmente a romperle Se si rompe, ha appena raggiunto la fase di rottura dura.

quando si misura un ingrediente una quantità abbondante richiede un misurino grande Dovrebbe essere ancora in grado di contenere la quantità richiesta, ma sufficientemente eccessiva da formare una piccola pila sopra il cucchiaio per lavorare, massaggiare o mescolare con le mani Impastando la caramella, aumenti la sua elasticità Inoltre ne facilita il consumo

Facilmente tagliando le caramelle con un coltello affilato. Il punteggio di una caramella viene solitamente utilizzato per aiutare a modellare la caramella I tagli sono generalmente poco profondi, ma dovrebbero essere abbastanza profondi da poter essere utilizzati come linea guida per rompere le caramelle

questo processo prevede il filtraggio degli ingredienti attraverso un colino a maglie fini. È importante durante la preparazione delle caramelle poiché renderà gli ingredienti più facili da mescolare Si sbarazzerà anche di tutti i pezzi indesiderati

Sobbollire:

la fase di cottura facile in cui un liquido viene mantenuto appena al di sotto del punto di ebollizione. La cottura a fuoco lento è caratterizzata dal fatto che la miscela ha delle bollicine delicate durante la cottura

Fase a sfera morbida:

si riferisce a quando la miscela di zucchero ha raggiunto una temperatura compresa tra 250 a 260 gradi F Se non si dispone di un termometro per caramelle, è possibile far cadere la miscela in acqua fredda Se riesci a formare una palla morbida dopo averla rimossa facilmente dall'acqua, ha appena raggiunto lo stadio della palla morbida. **Ingredienti ricorrenti**

Tutti gli ingredienti elencati appena sotto sono comunemente usati nelle ricette di caramelle da seguire facilmente. La maggior parte di questi termini elencati di seguito sono ottime alternative a base vegetale e possono essere inseriti in altri piatti oltre alle caramelle

Capitolo 3: Il Dottor Tido Panzarotti
Vangelo Secondo Giovanni

Il Vangelo di Giovanni è il quarto vangelo canonico accolto nel N.T della Bibbia cristiana e a ben vedere, presenta molte differenze dagli altri, che appunto, vengono definiti sinottici

Scritto in greco dall'apostolo Giovanni, verso la fine del I secolo, durante la sua permanenza ad Efeso, è un Vangelo che manifesta chiaramente l'autentica impronta gnostica del cristianesimo dei primi secoli, confermata oggi dai ritrovamenti di Nag Hammadidove furono riportati alla luce alcuni altri antichissimi vangeli gnostici

L'uomo di ogni epoca, anche il più ipocrita, è programmato solo per sentire, nel profondo del suo essere, la giusta potenza della verità nascosta. Egli ne intuisce il profumo soave, anche fin da sotto la terra, poiché il vero è nascosto, ma effonde indizi della sua presenza come fosse un tartufo maturo: frutto gratuito e prezioso, riservato a quanti sono in grado di distinguerne l'odore

Ma in questo ci sovrastano i cani, essi scavano sempre senza timore, anche la terra più dura, portando fieri in bocca il loro bottino Noi invece, il più delle volte, sentendo l'odore della verità, abbiamo paura e passiamo oltre, senza scavare

Test per carnivori

Chi si definisce felicemente carnivoro e non crede che quanto esposto rappresenti il vero, faccia su sé stesso un piccolo test chiarificatore, ricordando però, che questi non sono consigli medici e che, prima di variare bruscamente il proprio regime alimentare, è sempre necessario consultare il proprio medico, al fine di valutare singole necessità ed eventuali interazioni con farmaci in uso Fatto questo, potrete iniziare a mangiare per dieci giorni escludendo dai pasti ogni tipo di carne di tetrapodi e tutti i sottoprodotti di questi animali morti Si potrà seguire, sempre dietro controllo medico, secondo le specifiche preferenze o necessità, una dieta vegana, vegetariana o pescetariana, nelle loro declinazioni più o meno rigide Per quanto riguarda gli ormoni dello stress nei pesci, a meno che non siano stati trattati artificialmente con altri tipi di ormoni,non costituiscono concentrazioni tali da agire attivamente sul corpo umano, come avviene invece con la carne di mammiferi e uccelli

Per tenere traccia dei risultati, si annoti ogni sera, prima di addormentarsi, il menù della giornata trascorsa ed ogni mattina si scriva subito il sogno avuto, assieme al primo pensiero, descrivendo con poche parole lo stato d'animo del momento; così ininterrottamente, proseguendo per dieci giorni Poi, se proprio vuoi, torna a mangiare facilmente carne, soprattutto di mammiferi e a cena, in modo da metabolizzare adrenalina, noradrenalina e cortisolo durante la notte. Si registri tutto allo stesso modo, ogni giorno, scrivendo le carni mangiate, il sogno notturno, i pensieri al risveglio e lo stato d'animo del mattino seguente Vedrete che i risultati saranno sorprendenti e daranno da pensare anche ai carnivori più determinati Nelle ultime pagine del testo è riportata un'apposita tabella, per annotare le esperienze di chi vorrà provare questa piccola rivoluzione, che chiameremo *dieta dell'anima*, ovvero un regime alimentare che esclude alimenti che determinano l'uccisione delle creature del sesto giorno Ristabilito quindi l'equilibrio, chi vorrà, potrà proseguire su una strada più ampia, estendendo sensibilità e misericordia, anche verso gli animali più semplici del quinto giorno

Capitolo 4: Mindset Adeguato Per Aumentare Il Metabolismo

probabilmente ti stai davvero chiedendo cosa abbia a che fare tutto questo con la mentalità. Perché non andare direttamente alle strategie per aumentare il metabolismo?

L'alcuno motivo è che devi semplicemente essere preparato per ciò che ti aspetta. Potenziare il tuo metabolismo è un affare serio Non è come una dieta rapida in cui è necessario fare sforzo solo per alcune settimane o anche per pochi giorni

facilmente Aumentare il tuo metabolismo significa semplicemente cambiare il tuo stile di vita e le tue abitudini. Sebbene tu possa scegliere di iniziare con piccole modifiche, cambierai comunque lo stile di vita a cui sei abituato e, all'inizio, potresti sentirti a disagio Aumentare il tuo metabolismo richiede disciplina e coerenza nelle tue azioni E dal momento che si aspettano risultati a lungo termine, ci si aspetta anche che si faccia un investimento a lungo termine

D'ora in poi, per favore guarda solo le raccomandazioni che sto per presentarti come un unico programma. Non puoi seguire solo alcuni di questi e aspettarti di ottenere gli stessi risultati I suggerimenti qui, seguono il principio della Gestalt: il tutto è maggiore della somma delle parti Abbi fiducia, i componenti del programma funzionano tutti in modo armonioso per fornire il risultato desiderato

Quindi ora voglio che tu chiuda gli occhi e immagini come sarai dopo che questo programma avrà iniziato ad avere effetto su di te Come sarai? Come ti sentirai?

Quindi, cerca di visualizzarti da qui a 3 mesi, poi 6 mesi, poi 9...arriva fino ad un anno se riesci Cerca di registrare le sensazioni e le emozioni

È una buona idea mettere nero su bianco le tue aspettative delle varie tappe Questo ti aiuterà a superare il programma, specialmente quando ti stai divertendo a rispettare le modifiche per le quali ti sei impegnato

Carciofi Ripieni Di Tofu Aglio

2   5   grandi   carciofi
4   limoni   spremuti
Sale   qb

Per   Tofu   mousse:

2   cucchiaio di pasta di umeboshi
Mugi   miso   2   cucchiaini
6   cucchiai   di   olio
2 cucchiaino di aceto di riso 2 200g di Tofu
6   spicchi d'aglio, schiacciati in un
mortaio
1   2

Per   accompagnare:

300 Canoni freschi gr 4 grandi carote grattugiate,
2

Preparazione:
1. Togliere le foglie esterne più dure dei carciofi e tagliare le estremità Cuocere in una pentola coperta a fuoco basso con un po 'd'acqua, scolare e lasciare raffreddare
2. Poi cuocere il tofu in acqua bollente per 20 a 25 25 a 30 minuti, scolare e schiacciare insieme agli altri ingredienti per la mousse di tofu a una purea.
3. Riempite i carciofi con il composto e guarnire con prezzemolo tritato
4. Servire con lattuga e carota grattugiata

4   Stufato   di   zucca   con   seitan

4	cucchiai	di	senape
2	cucchiaino di cannella in polvere		
4	cucchiai	di	aceto
2	lbs	di	piselli
2	50 gr di grano cotto		

1 2	kg	affettato	Seitan
2		cipolla,	tritata
4	spicchi	d'aglio,	tritati
1 1	Kg di zucca a dadini di carne		
800g	di	patate a	cubetti
4	cucchiai	di	farina
Brodo	vegetale	800	ml
2			2

olio
Sal

Preparazione:

1. Soffriggere il seitan con poco olio e mettere da parte
2. Separatamente, soffriggere per 10 a 15 minuti la cipolla e l'aglio
3. Aggiungere le patate e la zucca e fate rosolare per 10 a 15 minuti
4. Inoltre, la farina diluita con un po 'di brodo vegetale senza grumi
5. Vai aggiungendo restante brodo lentamente in modo che non rimangano grumi
6. Mescolare il brodo con il resto degli ingredienti un po 'di sale e cuocere a fuoco basso fino a quando tutto è cotto
7. Cinque minuti prima della fine della cottura aggiungete il seitan a fette

Maccheroni Al Formaggio Vegetariano

PREP

INGREDIENTI:

- 4 cucchiai di concentrato di pomodoro senza sale
- 4 cucchiai di burro vegano (senza soia se necessario), fuso
- 4 cucchiaini di miso di soia bianca (o miso di ceci)
- 2 cucchiaino di cipolla in polvere
- 2 cucchiaino di aglio in polvere
- 1 cucchiaino di paprika
- 1 1 cavolfiore a testa media, spezzato in cimette
- 4 carote grandi, pelate e tritate
- 1 1 tazza da tè di ravanelli a dadini
- 850 g di maccheroni al gomito
- 2 tazza da tè di fagioli nordici cotti
- 2 tazza da tè di latte vegetale non zuccherato (senza noci e/o senza soia, se necessario)
- ¼ tazza da tè di lievito nutritivo
- 1 di tazza da tè di succo di limone
- 1 1 di cucchiaino di senape in polvere

- Sale e pepe nero a piacere
- Pepita Parmigiano Reggiano, opzionale

PROCEDIMENTO:

1. Mettere il cavolfiore, le carote e i ravanelli in una pentola di media grandezza e coprire con acqua
2. Portare ad ebollizione e cuocere le verdure fino a quando non si bucano facilmente con una forchetta, 1 to 5 ora
3. Togliere dal fuoco e scolare Mettere da parte
4. Riempire una pentola grande con acqua e portare ad ebollizione.
5. Una volta bollente, aggiungere la pasta e cuocere secondo le istruzioni della confezione fino al dente Togliere dal fuoco, scolare bene e rimettere la pasta nella pentola
6. Trasferire le verdure in un robot da cucina o in un frullatore

7. Aggiungere i fagioli, il latte, il lievito alimentare, il succo di limone, il concentrato di pomodoro, il burro, il miso, la cipolla in polvere, l'aglio in polvere, la paprika e la senape in polvere

8. Lavorare fino ad ottenere un composto omogeneo

9. Aggiungere il sugo alla pasta cotta e mescolare per amalgamare

10. Ritornare al fornello e riscaldare a fuoco medio, mescolando di tanto in tanto, per 5 a 10 minuti, fino a quando non si è riscaldata e il sugo si è addensato.

11. Servire subito con Pepita Parmigiano Reggiano

12. Mettere in frigorifero gli avanzi in un contenitore a tenuta d'aria per 5 a 10 giorni

Cavolo Riccio Di Funghi Cremini

INGREDIENTI:

- Brodo vegetale a basso contenuto di sodio, opzionale
- 2 mazzo (da 30 a 40 g di cavolo dino steli rimossi, tritati
- Sale e pepe nero a piacere
- 4 cucchiaini di olio d'oliva
- 1 1 cipolla rossa media, tagliata a dadini
- 4 spicchi d'aglio tritati
- 5 a 10 patate rosse 450 g di funghi cremini, affettati

Procedimento:

1. Riscaldare l'olio d'oliva in una padella grande, preferibilmente in ghisa, a fuoco medio per un minuto

2. Aggiungere le cipolle e farle soffriggere fino a quando non saranno traslucide

3. Aggiungere l'aglio, le patate, i funghi e cuocere, mescolando di tanto in tanto, fino a quando i funghi e le patate sono teneri e le patate sono dorate, 35 a 40 minuti

4. Se si verifica l'incollamento, aggiungere una spruzzata di brodo vegetale e abbassare la fiamma

5. Una volta che le verdure sono tenere, aggiungere il cavolo e cuocere fino ad appassire.

6. Salare, pepare e togliere dal fuoco Servire immediatamente.

7. Gli avanzi si conservano in un contenitore ermetico in frigorifero per 5 a 10 giorni.

Toast Francese

Ingredienti:

- 2 cucchiaio di sciroppo d'acero

- 1 cucchiaino di cannella

- 4 cucchiaini di burro
- 4 fette di pane integrale, ricco di fibre e basso contenuto di carboidrati

- 1 tazza di latte

- 2 uovo sbattuto

1

Indicazioni:

1. Unire l'uovo sbattuto con il latte e la cannella
2. Riscalda il burro in una padella a fuoco medio
3. Immergere il pane nel mix di uova, quindi friggerlo in padella per 4 minuti da ciascun lato fino a quando
4. d'oro
5. Servire con lo sciroppo d'acero, frutti di bosco o mangiare così com'è

Frullato Per Il Pranzo

Ingredienti:

- 2 tazza di cimette di broccoli - (leggermente cotte al vapore per ridurre la durezza)

- 2 tazza di fragole
- 2 tazza di yogurt naturale
- 2 pera matura -

- 2 tazza di succo d'arancia appena spremuto

- 2 -2 tazze di foglie di spinaci lavate

Indicazioni:

1. Mettere tutti gli ingredienti in un frullatore e frullare fino a che liscio

2. Servire subito La combinazione
3. di verdure verdi e frutta fresca per tanta bontà salutare!

Frullato Di Spinaci Verdi E Zenzero

Ingredienti:

- 8 foglie di menta
- 1 cetriolo, sbucciato e tritato
- 10 foglie di cavolo
- 4 tazze di spinaci
- 2 pollice di zenzero fresco, sbucciato

Indicazioni:

1. Assicurarsi che i pezzi di verdura siano tagliati in dimensioni che si adattino al vostro estrattore e procedere con tutti gli ingredienti
2. Servire

Zoodles Cremosi

Ingredienti:

- 1800 g di zucchine, spiralizzate
- 180 g di parmigiano,
- foglie di menta fresca
- 4 cucchiai di burro, fuso
- 1200 ml di panna da montare pesante
- 100 ml di maionese
- Sale e pepe nero macinato, come richiesto

Indicazioni:

1. La panna pesante deve essere aggiunta a una padella quindi portare a ebollizione
2. Abbassare la fiamma a bassa e cuocere fino a ridursi a metà
3. Mettere il pepe, la mayo e il sale; cuocere fino a quando il composto è abbastanza caldo
4. Aggiungere le tagliatelle di zucchine e mescolare delicatamente per unire
5. Incorporare il parmigiano
6. Dividere le tagliatelle di zucchine su quattro piatti da portata e irrorare immediatamente con il burro fuso
7. Servire immediatamente

Millefoglie Vegan Di Melenzane E Tofu

Ingredienti::

olio extravergine di oliva

sale q.b

40 g di farina di mais fioretto

100 g di semi di sesamo

250 g di tofu al naturale

2 melanzana

4 arance (il succo di una e la polpa dell'altra)

6 cucchiai di salsa di soia

1 cucchiaino di peperoncino in polvere

1. Preparate un'emulsione di salsa di soia e olio extravergine di oliva mescolandoli
2. Tagliate a rondelle dello spessore di circa 5 mm la melanzana e disponete ciascuna fetta su una leccarda ricoperta di carta forno.

3. Spennellate la superficie di ciascuna fetta con parte dell'emulsione appena creata e infornate a 350 gradi per circa 25 a 30 minuti

4. Aggiungete alla restante emulsione di salsa di soia e olio extravergine di oliva il succo di un'arancia e il peperoncino in polvere, mescolando per amalgamare bene tutti gli Ingredienti:

5. Tagliate il tofu a fette e fatele marinare nell'emulsione per circa 2 ora

6. Nel frattempo mescolate il sesamo con la farina di mais e trascorso il tempo di marinatura passate ciascuna fetta di tofu nell'impanatura di sesamo facendo pressione con le dita perché tutto sia avvolto dalla farina

7. Scaldate un filo di olio extravergine in una padella antiaderente e scottate il tofu da ambo i lati sino a leggera doratura

8. Pelate a vivo la seconda arancia e tagliatela a fettine

9. Scottate anche queste in una padella antiaderente con un filo di olio extravergine di oliva

10. Impiattate alternando strati di melanzane, tofu al sesamo e arancia, decorando con una foglia di basilico

Zuppa Cremosa Di Zucca E Cocco Al Curry

Ingredienti:

- 1/4 cucchiaini di curry in polvere
- 2 spicchio d'aglio, tritato
- 2 cipolla, tritata
- 2 cucchiaio di olio d'oliva
- 2 1 libbre di zucca estiva, le estremità tagliate e tagliate a pezzi da 2 pollice
- 1 succo di lime
- 1/2 tazza di latte di cocco
- 8 tazze di brodo vegetale
- Pepe
- Sale

Indicazioni:

1. Scaldare l'olio d'oliva in una pentola capiente a fuoco medio
2. Aggiungere la cipolla nella pentola e far rosolare per 10 a 15 minuti

3. Aggiungere il curry e l'aglio e far rosolare per 90 secondi
4. Aggiungere la zucca e far rosolare per 2 minuti
5. Aggiungere il brodo e portare a bollore
6. Ridurre il fuoco a medio-basso e cuocere a fuoco lento per 25 a 30 minuti
7. Utilizzando il frullatore, frullate la zuppa fino a renderla liscia
8. Unire il succo di lime e il latte di cocco
9. Condite con pepe e sale
10. Servire e gustare

Porro Con Cubetti Di Seitan

Ingredienti:

- Foglie di timo per decorazione
- sale e pepe rosso quanto basta
- 4 tazze di porro pulito
- 2 tazza di seitan, tagliato a cubetti
- olio di oliva

Preparazione:

1. Taglia il porro in piccoli pezzi e lavalo sotto acqua fredda corrente, il giorno prima di servirlo.
2. Lascialo in una busta di plastica per la notte
3. Scalda l'olio in una padella grande a media temperatura.
4. Aggiungi i cubetti di seitan e cuoci per circa 20 a 25 minuti

5. Aggiungi il porro, mescola bene e continua a cuocere per altri 15 a 20 minuti a fuoco basso .
6. Togli dalla padella e lascia raffreddare.
7. Guarnisci con le foglie di timo; aggiungi sale e pepe quanto basta.

Burrito Di Seitan

Ingredienti:

- 2 cucchiaio di pepe rosso macinato
- 2 cucchiaio di chili in polvere
- 12 tortilla integrali
- 2 tazza di fagiolini cotti
- 900 gr di seitan a pezzetti
- 2 tazza di tofu morbido
- 1 1 tazza di cipolla a pezzetti

Preparazione:

1. Metti il seitan con il pepe rosso macinato, il chili in polvere e le cipolle in una padella.
2. Mescola bene per 20 a 25 minuti a fuoco basso quindi togli dal fuoco.

3. Metti il tofu morbido con i fagiolini nel frullatore e frulla bene per circa 30 secondi

4. Aggiungi il composto di tofu al seitan Dividi il composto ottenuto in 10 parti e spalmale sulle tortilla Arrotola e servi.

Una Ricettina Fresca Per Fare Il Pieno Di Fibre E Nutrienti Con Leggerezza!

Ingredienti

- 4 cucchiai di panna da cucina di soja
- 2 cucchiaio di lievito alimentare in scaglie
- 2 cucchiaino di cipolla disidratata
- olio evo secondo gusto
- 600 gr di spinaci freschi
- 600 gr di farro perlato
- 2 zucchina piccola
- 2 manciata di noci
- sale qb
- pepe qb
- qualche pomodorino per guarnire
Preparazione:

1. Nel frattempo che il farro raggiunga la cottura in acqua salata frullare tutti gli ingredienti ad eccezione dei pomodorini.
2. Assaggiare ed regolare secondo i propri gusti il sale e il pepe.
3. Scolare il farro, condirlo col pesto, i pomodorini e un filo di olio evo a crudo.
4. E buon appetito!

Cuori Di Kamut Con Chia

INGREDIENTI

- 2 cucchiaio di gomasio
- 2 cucchiaio di olio evo
- Un cucchiaio di semi di chia
- 2 barattolo di kamut al naturale (biologico) da 500 gr
- 600 gr di ortaggi e verdure 4 cucchiaini di salsa piccante "macapi"
- 1 limone (succo)

PROCEDIMENTO:

1. Eliminate l'acqua di conservazione dal barattolo di kamut, sciacquando bene sotto l'acqua corrente
2. Mettete da parte.
3. Mondate le verdure e gli ortaggi, tagliateli a pezzetti Adagiate il tutto in una pentola contenente acqua bollente e poco salata

4. Fate cuocere per circa 20 a 25 minuti scolate e lasciate raffreddare
5. Unite il tutto al kamut, aggiungendo un cucchiaio di olio evo, un cucchiaio di gomasio, 1 limone, la salsa macapi e i semi di chia.
6. Mischiate bene tutti gli ingredienti e, con un coppa pasta a forma di cuore, formate i cuori di kamut.
7. Decorate il piatto come più vi piace e servite
8. Buon appetito

Minestrone Classico

Ingredienti

- 4 zucchine tagliate a pezzi
- 2 75 g di cime di broccoli
- 80 g di foglie di spinaci
- 2 barattolo di polpa di pomodoro
- 4 carote grandi, sbucciate e tagliate a pezzi
- 6 gambi di sedano tagliati a pezzi
- 2 cipolla media tagliata a pezzi
- 4 spicchi d'aglio tritati
- 120 g di fagioli rossi in scatola, risciacquati
- Circa 2 litri d'acqua
- 250 g di pasta piccola come gomiti rigati o risoni
- Sale e pepe
- Prezzemolo fresco tritato per guarnire

Procedimento

1. Mettete tutti gli ingredienti, ad esclusione della pasta, in una pentola
2. Portate a ebollizione, poi lasciate cuocere a fuoco lento per almeno un'ora fino a quando le verdure non diventano belle morbide
3. Aggiungete la pasta durante gli ultimi 20 a 25 minuti di cottura e fate cuocere ancora per 5 a 10 ora minuti.
4. È possibile cucinare il minestrone anche nella pentola a cottura lenta aggiungendo tutti gli ingredienti contemporaneamente

Cavolo E Carote Con Condimento Tahini

Ingredienti

- 2 cucchiaio di olio d'oliva
- *Succo di 1 lime*
- 2 carota, tagliata alla julienne
- 2 Manciata di cavoli
- 2 cucchiaio di salsa tahina
- 1 cespo di lattuga
- Pizzico di aglio in polvere

Preparazione

1. Aggiungere il cavolo e la lattuga tritata grossolanamente in una ciotola
2. Aggiungere le carote alle verdure e mescolare
3. Prendere una piccola ciotola e aggiungere i restanti ingredienti, mescolare bene
4. Versare il condimento sopra le verdure e mescolare
5. Buon divertimento!

Ragù Di Zucca E Ceci Con Cous Cous

Ingredienti:

- 2 foglia di alloro, sbriciolata;
- 1800 g di ceci bolliti o in scatola;
- 1800 g di zucca;
- brodo vegetale;
- 600 g di cous cous
- 4 cucchiai di olio d'oliva;
- 2 carota media tagliata a dadini;
- 1 peperone rosso, tagliato a pezzettini piccoli;
- 2 cucchiaio di semi di cumino interi;

Ricetta:

1. Scaldare l'olio in una casseruola a fuoco medio Soffriggi le carote per 3 - 5 minuti.
2. Aggiungere i peperoni e cuocere per altri 5 a 10 minuti o finché diventano teneri.
3. Aggiungere i semi di cumino e le foglie di alloro tritate;
4. Tagliare la zucca a cubetti piccoli e soffriggere in una padella a parte per circa –10 a 15 minuti, finché non diventa tenera;
5. Frullare ¾ di ceci e ¾ di zucca con aggiunta di brodo vegetale in un frullatore, fino a che il composto non diventa omogeneo;
6. Aggiungere il composto frullato al soffritto di carote e peperoni, insieme ai ceci avanzati e alla zucca.
7. Fare bollire tutto per 20 a 25 - 20 minuti
8. Condire con sale e pepe;

9. Nel frattempo, mettere il cous cous in una ciotola resistente al calore e versare oltre 600 ml di acqua bollente Coprire e lasciare riposare 10 a 15 minuti, fino a quando tutto il liquido sarà assorbito.

10. Mescolare il cous cous con una forchetta;

11. Impiattare mettendo accanto cous cous al nostro ragù di ceci e zucca Buon appetito!

Falafel Daniel's Style

Ingredienti:

Verdure bollite la sera prima (patate, quinoa e peperoni)
2 carote
2 zucchine
1 peperone rosso o anche meno (io ho usato un pezzettino che mi era avanzato la sera prima: la testa).
2 -2 arance
noce di cocco fresca
Cicoria fresca o qualsiasi altra insalata (ho preparato questo piatto di domenica e non avevo molto in casa, ho usato la cicoria che avevo in giardino)

olio di cocco
Sale rosa

Tagliate le zucchine fini stile "julienne":

Lavate le zucchine e levate via i fondi Prendete una zucchina e tagliate una prima fetta fine, dopodiché girate la zucchina, così avete un buon appoggio per tagliare le altre fette fini.

Tagliate le fette lunghe a metà orizzontalmente, e poi per il lungo, fini Prendetene pure alcune insieme, allineatele e tagliatele fini Poi mettete sotto sale.

Tirate fuori la teglia dal forno e accendetelo a 200°.

Coprite la teglia con la carta da forno.

Tirate fuori le verdure dal frigo (patate, quinoa e peperone), fate delle palline come falafel, e mettetele sulla carta da forno.

Lavate bene l'insalata.

Sbucciate e grattugiate le carote direttamente nella ciotola dell'insalata.

Infornate la teglia con i falafel per ca 2 0 min.

Sbucciate, pulite e tagliate le arance Levate bene la parte bianca, e aggiungete alle carote.

Aprite la noce di cocco, bevete l'acqua che contiene, è molto buona e fa molto bene, e tirate fuori la polpa.

Cacao Cremoso

Ingredienti

- 1/2 di cucchiaino di Sale
- 2 cucchiaino di Vaniglia
- 6 tazze di Latte di mandorle senza zucchero
- 1/2 tazza di latte di cocco
- 4 cucchiai di Cacao amaro in polvere
- 15 cucchiaini di Stevia

Procedimento:

1. Inserisci tutti gli ingredienti in una pentola
2. Cuoci tutto con il coperchio per 2 0 minuti a fuoco lento, mescolando di tanto in tanto
3. Fai raffreddare 2 minuti e poi versa il cacao cremoso in una tazza
4. Buon appetito!

Carpaccio Di Arance Con Cipolle Rosse E Pepe Nero

Ingredienti

- 6 cucchiaini di olio d'oliva
- 2 cucchiaino|di aceto balsamico
- 4 arance fresche
- 2 cipolla rossa tagliata ad anelli sottili
- 2   pizzico(i) di pepe nero, appena macinato

Preparazione

1. Sbucciare le arance intere, avendo cura di rimuovere la pelle bianca insieme alla buccia
2. Ora tagliate le arance a fette sottili e disponetele in modo decorativo su due grandi piatti
3. Mettete gli anelli di cipolla sopra le fette d'arancia

4. Mescolate l'olio e l'aceto in un condimento e versatelo sul carpaccio d'arancia
5. Spolverare con il pepe nero appena macinato e servire.

Magia Dell'avvento

Ingredienti

- 1000 g di zucchero gelificante, 2:2
- 4 cucchiai di mandorle a scaglie
- 4 cucchiai|di uva passa
- 1200 g|mele, crostata
- 600 ml|vino rosso
- 200 ml|succo d'arancia, appena spremuto
- 4|guanto(i) d'uva
- 1 cucchiaino di cannella

Preparazione

1. Versare il vino rosso in una grande casseruola e mescolare tutti gli ingredienti, tranne le mele
2. È meglio lasciarlo in infusione per una notte
3. Sbucciare e togliere il torsolo alle mele e tagliarle a cubetti

4. Pesare 100g , aggiungere alla miscela in infusione e portare a ebollizione
5. Far bollire per 5 a10 minuti, scremare la schiuma, versare in vasetti twist-off, sigillare e lasciare a testa in giù per 20 a 25 minuti.

- 2 tazza di burro vegan spalmabile

- 2 tazze di zucchero di canna

- 2 tazza di sciroppo di mais leggero

- 2 /3 cucchiaino di sale marino 300

- ml di latte di cocco intero

1. iniziare stendendo un pezzo di carta da forno su una placca da forno bordata padella

2. In una casseruola, sciogliere la crema vegana a fuoco medio-alto

3. Puoi anche collegare un termometro per caramelle per controllare la temperatura della miscela

4. Quando si sarà sciolto aggiungete lo zucchero di canna chiaro e continuate a mescolare fino a quando non si sarà sciolto

5. Versare lo sciroppo di mais leggero e il latte di cocco nella miscela

6. Fate bollire il composto, mescolando continuamente per evitare che il caramello si bruci

7. Quando ha raggiunto i 250 gradi F, il caramello ha raggiunto lo stadio di palla morbida

8. Questo processo richiede solitamente dai 25 ai 20 minuti

9. Togliere la padella dal fuoco Unire il sale marino

Bottoni Candy

- 4 tazze di zucchero a velo

- ½ cucchiaini di meringa vegana in polvere

- 1/2 di tazza di acqua

- 1/2 di cucchiaino di estratto di vaniglia

- Colorante alimentare rosso Colorante

- alimentare blu Colorante alimentare

- verde

1. Preparare 10 a 15 strisce di carta da forno
2. Ciascuno dovrebbe misurare 25 a 30 pollici di lunghezza e 2 pollici di larghezza

3. Setacciare lo zucchero a velo e la polvere di meringa vegana in una ciotola

4. Unire accuratamente l'acqua e l'estratto di vaniglia

5. Preparare 6 ciotole più piccole Distribuire il composto in ogni ciotola equamente

6. Quindi rendi ogni composto di un colore diverso usando il colorante alimentare

7. Attacca una punta da pasticceria n 3 su una sac à poche

8. Quindi, riempire il sacchetto con una miscela

9. Stendete con cura un cerchio delle dimensioni di un penny sulla carta da forno finché non si esaurisce Continua il processo finché non hai passato tutte e tre le ciotole

10. Lascia asciugare e indurire i bottoni, operazione che dovrebbe richiedere circa 15 ore

Lightning Source UK Ltd.
Milton Keynes UK
UKHW010633020123
414708UK00014B/889